BEI GRIN MACHT SICH IHR WISSEN BEZAHLT

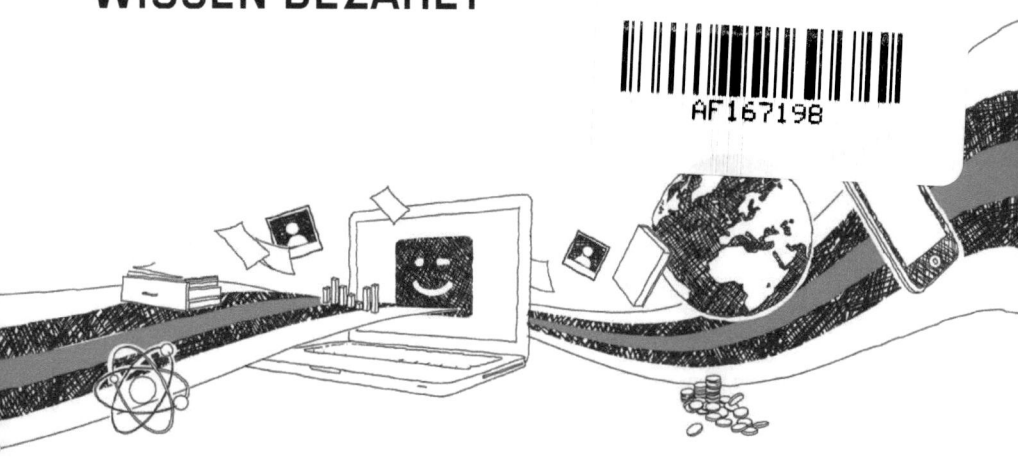

- Wir veröffentlichen Ihre Hausarbeit,
  Bachelor- und Masterarbeit

- Ihr eigenes eBook und Buch -
  weltweit in allen wichtigen Shops

- Verdienen Sie an jedem Verkauf

Jetzt bei www.GRIN.com hochladen und kostenlos publizieren

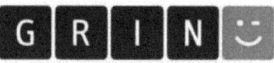

Vor- und Nachteile der Telemedizin für die ländliche Versorgung

Linda Bödefeld

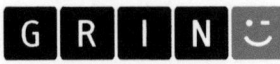

Bibliografische Information der Deutschen Nationalbibliothek:

Die Deutsche Nationalbibliothek verzeichnet diese Publikation in der Deutschen Nationalbibliografie; detaillierte bibliografische Daten sind im Internet über http://dnb.d-nb.de abrufbar.

ISBN: 9783346508898
Dieses Buch ist auch als E-Book erhältlich.

© GRIN Publishing GmbH
Nymphenburger Straße 86
80636 München

Druck und Bindung: Books on Demand GmbH, Norderstedt Germany
Gedruckt auf säurefreiem Papier aus verantwortungsvollen Quellen

Das vorliegende Werk wurde sorgfältig erarbeitet. Dennoch übernehmen Autoren und Verlag für die Richtigkeit von Angaben, Hinweisen, Links und Ratschlägen sowie eventuelle Druckfehler keine Haftung.

Das Buch bei GRIN: https://www.grin.com/document/1134870

FOM Hochschule für Oekonomie & Management

Standort Köln

Hausarbeit

Fachbereich Gesundheit und Soziales

Studiengang: Gesundheitspsychologie und Medizinpädagogik

Bachelor of Arts

Vor- und Nachteile der Telemedizin für die ländliche Versorgung

Fach: Informationstechnologien & E-Health

Autorin: Linda Bödefeld

Abgabedatum: 01.08.2020

Inhaltsverzeichnis

Abkürzungsverzeichnis

Kassenärztliche Bundesvereinigung = KBV

Gesundheitsstrukturgesetzes = GSG

1 Einleitung

1.1 Hintergrund

„Land sucht Arzt - dramatische Unterversorgung droht"[1], „Ärztemangel: Den Nachwuchs aufs Land locken"[2] und „Ärztemangel - Rauf aufs Land"[3] kennzeichnen die Titelseiten der Tageszeitungen in Deutschland. Das Thema wird auch in allen medialen Berichterstattungen immer präsenter. Vielerorts ist der Ärztemangel schon spürbare Realität. Besonders ländliche Regionen sind unterversorgt. Legt man den Fokus auf das im Südosten von Nordrhein-Westfalen liegende Hochsauerland, gibt es dort aktuell noch keinen flächendenkenden Versorgungsnotstand. 2019 lag die Abdeckung der hausärztlichen Versorgung zwischen 80 und 110 Prozent.[4] Von einer Unterversorgung spricht man erst ab einem Versorgungsgrad von 75 Prozent, aber angesichts der Tatsache, dass die Mehrzahl der Hausärzte und Hausärztinnen im Sauerland älter als 60 Jahre ist, werden hier in absehbarer Zeit Probleme entstehen.[5] Die KBV (Kassenärztliche Bundesvereinigung) ermittelte bei einer neuen Modellrechnung, dass die Nachfrage der ärztlichen Versorgung bis zum Jahr 2030 ansteigen, jedoch das ärztliche Angebot sinken wird.[6] Diese Prognose lässt sich auch für das Hochsauerland anwenden.[7] Widersprüchlich

---

[1] *Vgl. https://www.welt.de/politik/deutschland/article156800436/Land-sucht-Arztdramatische-Unterversorgung-droht.html, Zugriff am 24.07.2020*

[2] *Vgl. https://www.aerzteblatt.de/archiv/172060/Aerztemangel-Den-Nachwuchs-aufsLand-locken, Zugriff am 24.07.2020*

[3] *Vgl.https://www.mitmischen.de/diskutieren/topthemen/politikfeld_wirtschaft/deutsche_ Einheit/Landpartie/index.jsp, Zugriff am 24.07.2020*

[4] *Vgl. https://woll-magazin.de/2019/02/03/landaerztliche-versorgung-im-sauerland/, Zugriff am 24.07.2020*

[5] *Vgl. https://www.sauerlandkurier.de/hochsauerlandkreis/meschede/rezepte-gegenaerztemangel-land-sieht-derzeit-10051030.html, Zugriff am 24.07.2020*

[6] *Vgl. https://www.kbv.de/html/themen_1076.php, Zugriff am 24.07.2020*

[7] *Vgl. https://www.wp.de/region/sauer-und-siegerland/zukunftsrauschen/kommt-einpatient-in-den-kiosk-id215586451.html, Zugriff am 24.07.2020*

erscheint die Aussage, dass in Deutschland trotz Mediziner-Schwemme ein Ärztemangel droht.[8] Warum erscheinen ländliche Regionen für viele Mediziner und Medizinerinnen so unlukrativ? Gibt es Möglichkeiten den Mangel, der überwiegend die hausärztliche Versorgung betrifft, zu unterbinden oder wächst dieser so stark, dass es in einigen Jahren so gut wie keine hausärztliche Versorgung mehr auf dem Land geben wird? Hilft die Bedarfsplanung wirklich bei der Verteilung der Hausärzte in ländlichen Regionen? Bereits seit einem Jahrzehnt bemüht sich eine Projektgruppe der Bundesärztekammer um die Nachwuchsförderung/-gewinnung von Ärzten und Ärztinnen für die kurative Versorgung.[9] Der im März 2017 beschlossene Masterplan Medizinstudium 2020 stellt eine grundlegende akademische Reform des Humanmedizinstudiums dar und wird dieses maßgeblich beeinflussen.[10] 2018 ebnet die Bundesärztekammer auf dem Deutschen Ärztetag, den Weg für die ausschließliche Fernbehandlung/Telemedizin.[11] Damit kommt sie der Aufforderung des Ärztetages 2017 nach, Behandlung und Beratung aus der Ferne zu ermöglichen und trotzdem den persönlichen Arzt- Patienten- Kontakt zu bewahren. Besonders in der Covid-19-Pandemie gewinnt die Telemedizin an immer größerer Bedeutung. Aber welchen Effekt erzielt die Telemedizin in der hausärztlichen Versorgung auf dem Land?

---

[8] *Vgl. https://www.handelsblatt.com/politik/deutschland/gesundheitssystem-indeutschland-droht-ein-aerztemangel-trotz-mediziner-schwemme/21127004.html?ticket=ST-4238558-HcSaNLAAD5fg1dzcm0r7-ap6, Zugriff am 24.07.2020*

[9] *Vgl. https://www.bundesaerztekammer.de/aerzte/versorgung/nachwuchsfoerderung/, Zugriff am 24.07.2020*

[10] *Vgl. https://www.bdc.de/masterplan-medizinstudium-2020-was-bedeutet-er-fuerlehre-und-pruefungen/, Zugriff am 24.07.2020*

[11] *Vgl. https://www.bundesaerztekammer.de/presse/pressemitteilungen/news-detail/121deutscher-aerztetag-ebnet-den-weg-fuer-ausschliessliche-fernbehandlung/, Zugriff am 24.07.2020*

2 Begriffserklärung

2.1 Ärztemangel

Sucht man nach dem Begriff „Ärztemangel" im Internet erscheinen täglich neue Meldungen. Auf verschiedene Weisen lässt sich der Ärztemangel definieren. Der Gemeinsame Bundesausschuss (G-BA) gibt eine objektivierbare Definition, wonach ein Ärztemangel vorliegt, wenn ein bestimmtes Einwohner/Arzt Verhältnis unterschritten wird.[12] Im Facharztebereich liegt das Verhältnis bei 50%, im Hausärztebereich sogar bei 75% der Sollquote.[13] Ein Ärztemangel liegt laut der Kassenärztliche Vereinigung Baden-Württemberg vor, wenn die im Bedarfsplan vorgesehenen Arztsitze nicht nur vorübergehend keinesfalls besetzt werden können und dadurch eine unzumutbare Erschwernis der Inanspruchnahme vertragsärztlicher Leistungen für Versicherte eintritt.[14]

Auch der Australische Gesundheitsminister definiert den Ärztemangel, als geografischen Bereich, in welchem der Bedarf an medizinischer Leistung der Bevölkerung nicht gedeckt wird.[15] Der ehemalige geschäftliche Direktor des Institut für Ausbildung und Studiengelegenheiten der Medizinischen Fakultät Münster, Dr. Nippert definiert den Ärztemangel als Status, in dem die Nachfrage nach ärztlichen Leistungen, größer sei als das Angebot.[16] Alle Definitionen haben gemeinsam, dass sie davon ausgehen, dass die Verfügbarkeit der Ärzte in einem bestimmten geographischen Bereich nicht ausreicht, um den Bedarf an medizinischer Leistung der ansässigen Bevölkerung zu decken. Zur Feststellung eines Ärztemangels muss demnach sowohl die Anzahl der Ärzte als auch der Bedarf der Bevölkerung berücksichtig werden.

---

[12] Vgl. https://www.g-ba.de/downloads/62-492-1743/BPL-RL_2018-10-18_iK_2019-0117.pdf, Zugriff am 24.07.2020

[13] Vgl. https://www.g-ba.de/downloads/62-492-1743/BPL-RL_2018-10-18_iK_2019-01-, Zugriff am 24.07.2020

[14] Vgl. https://t1p.de/5pie, Zugriff am 24.07.2020

[15] Vgl. http://www.health.gov.au/internet/main/publishing.nsf/Content/work-pr-dws, Zugriff am 24.07.2020

[16] Vgl. http://www.mft-online.de/files/nippert_aerztemangel_2011-02-24.pdf, Zugriff am 24.07.2020

2.2 Hausärztliche Versorgung

Die ambulante Patientenversorgung wird in hausärztliche und fachärztliche Versorgung unterteilt. 1993 trat mit Inkrafttreten des Gesundheitsstrukturgesetzes (GSG) diese Unterteilung in Kraft.[17] Die hausärztliche Versorgung gliedert sich in vier große Punkte, die im §73 Abs. 1 Sozialgesetzbuch, fünftes Buch, (SGB V) festgelegt sind. [18]

1.(…) „die allgemeine und fortgesetzte ärztliche Betreuung eines Patienten in Diagnostik und Therapie bei Kenntnis seines häuslichen und familiären Umfelds; Behandlungsmethoden, Arznei- und Heilmittel der besonderen Therapierichtungen sind nicht ausgeschlossen.[19]

2. (…) Die Koordination diagnostischer, therapeutischer und pflegerischer Maßnahmen.[20]

3.(…) Die Dokumentation, insbesondere Zusammenführung, Bewertung und Aufbewahrung der wesentlichen Behandlungsdaten, Befunde und Berichte aus der ambulanten und stationären Versorgung.[21]

4. (…) Die Einleitung oder Durchführung präventiver und rehabilitativer Maßnahmen, sowie die Integration nichtärztlicher Hilfen und flanierender Dienste in die Behandlungsmaßnahmen."[22]

Die hausärztliche Versorgung wird von Allgemeinmedizinern und Kinderärzten geleistet. Internisten, die keine Schwerpunktbeziehung haben, ist es frei überlassen, ob sie als Haus- oder Facharzt tätig sein wollen.[23] Des Weiteren zählen Ärzte, die nach §95 Abs.4 und 5

---

[17] Vgl. https://www.aerzteblatt.de/archiv/78586/Hausaerztliche-und-fachaerztlicheVersorgung, Zugriff am 24.07.2020

[18] Vgl. https://www.sozialgesetzbuch-sgb.de/sgbv/73.html, Zugriff am 24.07.2020

[19] Vgl. https://www.sozialgesetzbuch-sgb.de/sgbv/73.html, Zugriff am 24.07.2020

[20] Vgl. https://www.sozialgesetzbuch-sgb.de/sgbv/73.html, Zugriff am 24.07.2020

[21] Vgl. https://www.sozialgesetzbuch-sgb.de/sgbv/73.html, Zugriff am 24.07.2020

[22] Vgl. https://www.sozialgesetzbuch-sgb.de/sgbv/73.html, Zugriff am 24.07.2020

[23] Vgl. https://www.sozialgesetzbuch-sgb.de/sgbv/73.html, Zugriff am 24.07.2020

Satz 1 in das Arztregister eingetragen sind und Ärzte, die am 31. Dezember 2000 an der hausärztlichen Versorgung teilgenommen haben zu der hausärztlichen Versorgung hinzu.[24]

2.3 Telemedizin

Unter dem Begriff Telemedizin, versteht man eine medizinische Diagnose, Therapie oder Rehabilitation mittels moderner Informations- und Kommunikationstechnologien, hinweg über eine räumliche oder zeitliche Distanz.[25] Angewandt wird Telemedizin von Ärzten um einen Kollegen zu einem bestimmten Fall zu kontaktieren, zur Kommunikation mit Therapeuten oder Apothekern, aber auch immer mehr um mit dem Patienten selbst in Interaktion zu treten.[26] Seit dem 1. April 2017 sollen Online-Sprechstunden den persönlichen Arzt-Patienten-Kontakt ersetzen und vergütet werden. Bisher darf die Telemedizin nur von Hausärzten, Kinderärzten, Hautärzten und Orthopäden zur Verlaufskontrolle der bereits vorab vorstellig gewordenen Patienten*innen abgerechnet werden. Anfangs beschränkte sich die Vergütung auf spezifische Krankheitsbilder, unter anderem auf Hautkrankheiten, Störungen des Bewegungsapparates und Operationswunden.[27] 2019 wurde die Vergütung ausgeweitet und im Vertrag zur Hausarztzentrierten Versorgung gemäß §73 b Abs. 4 Satz 1SGB V mit der GWQ Telemedizinische Versorgungsmodul in der Anlage 15 Anhang 3-Vergütung und Abrechnung festgehalten.[28] So sollen nun auch kardiologische- ,

---

[24] Vgl. https://www.sozialgesetzbuch-sgb.de/sgbv/73.html, Zugriff am 24.07.2020

[25] Vgl. https://www.mds-ev.de/fileadmin/dokumente/MDK_Forum/MDK-Forum_Schnipsel/2-2017/MDK-Forum-2-2017_-_Was_ist_Telemedizin.pdf, Zugriff am 24.07.2020

[26] Vgl. https://www.mds-ev.de/fileadmin/dokumente/MDK_Forum/MDK-Forum_Schnipsel/2-2017/MDK-Forum-2-2017_-_Was_ist_Telemedizin.pdf, Zugriff am 24.07.2020

[27] Vgl. https://www.bundestag.de/resource/blob/510390/1f0314f2720d614577c231e182329a91/WD-9-015-17-pdf-data.pdf, Zugriff am 24.07.2020

[28] Vgl. https://www.hausaerzteverband.de/fileadmin/user_upload/2018_11_28_GWQ_bundesweit_Anhang_3_Anlage_15_Verguetung.pdf, Zugriff am 27.07.2020

neurologische Beschwerden, Diabetes mellitus und Herz-Kreislauferkrankungen in der Telemedizin vergütet werden.

3 Bedeutung der Telemedizin in ländlichen Regionen

Ländlich Arztpraxen sind vielerorts überlaufen und können ihre fehlenden Kapazitäten wegen dem akutem Landarztmangel nicht weiter ausbauen.[29] Vorwiegend ältere immobile Landbewohner*innen sind auf eine adäquate medizinische Versorgung angewiesen. Digitale Ansätze wie die Telemedizin können auf dem Land die Lösung sein. Die zukünftige Bedeutung wurde noch vor 2-3 Jahren von niedergelassenen Landärzten*innen für den eigenen Arbeitsbereich als gering eingeschätzt. Arztpraxen scheuten die hohen Investitionskosten für eine sichere Datenübertragung, Schulungen des Personals und den erhöhten Verwaltungsaufwand.[30] 2010 dachte nicht einmal die Hälfte der niedergelassenen Ärzte*innen, 48%, dass die Telemedizin eine große Rolle in ihrer Praxis einnehmen wird.[31] 10 Jahre und eine weltweite Pandemie später, wollen 91% mit der Telemedizin weitermachen.[32]

3.1 Voraussetzungen für eine erfolgreiche Telemedizin

Das Fundament für eine funktionierende Telemedizin ist die technische Ausstattung. Bietet der Haus- oder Facharzt die Möglichkeit einer Videosprechstunde an, muss der Patient über einen Computer oder ein mobiles Endgerät zu erreichen sein.[33] Technisch muss das Gerät über ein funktionierendes Mikrofon und eine funktionsfähige Webcam verfügen, um eine adäquate Ton- und Bildübertragung sicherzustellen und zudem mit

---

[29] Vgl. https://www.politik-digital.de/news/wie-telemedizin-neue-moeglichkeiten-eroeffnet-154561/, Zugriff am 27.07.2020

[30] Vgl. https://www.aerzteblatt.de/archiv/168851/Telemedizin-Im-Alltag-angekommen, Zugriff am 24.07.2020

[31] Vgl. https://www.bundesaerztekammer.de/fileadmin/user_upload/downloads/pdf-Ordner/Telemedizin_Telematik/Telemedizin/eHealth_Bericht_kurz_final_1_.pdf, Zugriff am 24.07.2020

[32] Vgl. https://www.pharma-relations.de/news/doktor-digital-2013-91-prozent-wollen-nach-corona-mit-telemedizin-weitermachen, Zugriff am 24.07.2020

[33] Vgl. https://www.59plus.de/telemedizin-was-sind-die-vor-und-nachteile/, Zugriff am 26.07.2020

einem stabilem W-LAN verbunden sein.[34] Im Vorfeld erhält der Patient für jeden Termin eine einmalig gültige TAN-Nummer, mittels dieser Zahlenkombination kann der virtuelle Arztbesuch stattfinden.[35]

3.2 Vorteile der Telemedizin

Seit der Covid-19-Pandemie erlebt die Nutzung der Videosprechstunden einen Durchbruch in Deutschland. Ein infektionsfreier Arztbesuch ohne lange Zeit im Wartezimmer erscheint für viele Bürger*innen wichtig im Jahre 2020 und somit treibt der Ausbruch des Corona Virus die Digitalisierung in ganz Europa voran.[36] Seit Anfang April verfügen über 3000 der niedergelassenen Haus- und Kinderärzte über die Genehmigung von der Krankenkasse für Videosprechstunden.[37] Etwa 1000 Arztpraxen nutzen derzeit das Angebot der Videosprechstunde des E-Healthunternehmens Doctolib.[38] So erfolgreich, dass sich 91% der Nutzer*innen vorstellen können, den Service weiterhin ihren Patienten*innen anzubieten.[39] Weit mehr als die Hälfte (70%) sind mit der Funktionalität des Mediums sehr zufrieden. Der Service der Videosprechstunde für Routinetermine, wie Beratungs- und Befundgespräche, ist bei über 80% der Befragten außerordentlich beliebt.[40] Jedoch lassen sich auch Akuttermine zur Ersteinschätzung auf diese neue Art der Kommunikation praktizieren. Die Krise zeigt,

---

[34]Vgl. https://www.59plus.de/telemedizin-was-sind-die-vor-und-nachteile/, Zugriff am 26.07.2020

[35] Vgl. https://www.59plus.de/telemedizin-was-sind-die-vor-und-nachteile/, Zugriff am 26.07.2020

[36] Vgl. https://www.gruenderszene.de/health/coronakrise-telemedizin-durchbruch, Zugriff am 23.07.2020

[37] Vgl. https://t3n.de/news/corona-schwung-telemedizin-1287575/, Zugriff am 26.07.2020

[38] Vgl. https://www.pharma-relations.de/news/doktor-digital-2013-91-prozent-wollen-nach-corona-mit-telemedizin-weitermachen, Zugriff am 24.07.2020

[39] Vgl. https://www.pharma-relations.de/news/doktor-digital-2013-91-prozent-wollen-nach-corona-mit-telemedizin-weitermachen, Zugriff am 24.07.2020

[40] Vgl. https://www.pharma-relations.de/news/doktor-digital-2013-91-prozent-wollen-nach-corona-mit-telemedizin-weitermachen, Zugriff am 24.07.2020

dass die Videosprechstunde ein moderner Service für Patienten*innen ist und in jede zukunftsfähige Arztpraxis gehört. Gerade in ländlichen Regionen wird die Telemedizin in absehbarer Zeit eine entscheidende Rolle spielen. Der Ärztemangel auf dem Land erschwert es, orts- und zeitnah einen Termin zubekommen. Hier schafft die Möglichkeit der Telemedizin eine gewisse Flexibilität, jedoch wird der persönliche Kontakt nicht ersetzt, sondern es gilt ihn sinnvoll zu ergänzen.[41] Es ist nicht weiter wichtig ob der Haus- oder Facharzt im Ort ansässig ist, oder 50km weit entfernt sitzt. Somit ist die ärztliche Versorgung auch in der Krise gewährleistet. Schließlich ist es für die erkrankten Patienten*innen oder Menschen mit körperlichen Behinderungen ein hoher Aufwand die Arztpraxis persönlich zu erreichen.[42]

3.3 Nachteile der Telemedizin

Den persönlichen Patientenkontakt ersetzt die Telemedizin selbstverständlich nicht. So muss man weiterhin für körperliche Untersuchungen, Blutabnahmen oder Impfungen die Arztpraxis aufsuchen. Aber auch wenn der Arzt per Telemedizin keine gesicherte Diagnose stellen kann, so müssen Differenzialdiagnosen, die eine körperliche Diagnostik benötigen, weiter Vorort ausgeschlossen werden.[43] Neben dem fehlenden persönlichen Kontakt, müssen auch die hohen Investitionskosten als Nachteil angesehen werden. Schließlich bedeutet es für die Ärzte*innen mehr als nur den PC hochzufahren und die entsprechende Sprechstundensoftware zu öffnen. Sie benötigen spezielle Schulungen auch im Hinblick auf den Datenschutz, welche in der Anlage 31b zum Bundesmantelvertrag-Ärzte geregelt ist. Zudem ist eine umfassende technische Ausstattung in ihren Praxisräumen notwendig.[44]

---

[41] Vgl. *https://www.kbv.de/html/videosprechstunde.php*, Zugriff am 26.07.2020

[42] Vgl. *http://www.rehatreff.de/wp-content/uploads/2016/06/Telemedizin_Rehatreff_2_16.pdf*, Zugriff am 27.07.2020

[43] Vgl. *https://www.59plus.de/telemedizin-was-sind-die-vor-und-nachteile/*, Zugriff am 26.07.2020

[44] Vgl. *https://link.springer.com/content/pdf/10.1007/s00103-015-2134-5.pdf*, Zugriff am 26.07.2020

Schulungen stellen ebenfalls eine Barrikade für ältere Patienten dar, die gelegentlich bei der neuen Technik Unterstützung benötigen oder nicht über die technischen Anforderungen verfügen.[45] Zudem ist die Silent (1928-45)- und Babyboomer- Generation (1945-64) fester mit ihrem Arzt verbunden, als das bei nachfolgenden Generationen der Fall ist.[46] Oft begleitet der Hausarzt die ältere Generation lebenslang, besonders in ländlichen Regionen, weshalb der persönliche Kontakt von entscheidender Bedeutung ist. Ohne Ärztenachwuchs auf dem Land, kann das Vertrauensverhältnis jedoch nicht aufrechterhalten werden.

Viele Kritiker der Telemedizin äußern bedenken, dass Patienten*innen missbräuchlich einen Arzttermin wahrnehmen um eine Arbeitsunfähigkeitsbescheinigung, ohne persönliche Untersuchung zu erhalten oder Termine von ihrer Arbeitsstätte wahrgenommen werden. Dies widerspricht gegen die Anforderungen der Kassenärztlichen Bundesvereinigung an eine Videosprechstunde. In ihren Anforderungen ist geregelt, dass der Termin unter der Berücksichtigung von Privatsphäre stattfinden muss, dieser Aspekt ist außerhalb des Eigenheims nicht immer gegeben.[47]

---

[45] Vgl. *https://link.springer.com/content/pdf/10.1007/s00103-015-2134-5.pdf, Zugriff am 26.07.2020*

[46] Vgl. *https://www.adigiconsult.ch/glossar/generation-silent-baby-boomer-x-y-me-millennials-oder-z/, Zugriff am 26.07.2020*

[47] Vgl. *https://www.kbv.de/html/videosprechstunde.php, Zugriff am 26.07.2020*

4. Fazit

Durch die rollende Ruhestandswelle der Babyboomer-Generation und der Work-Life-Balance-Verbesserung von jungen Mediziner*innen, die nicht mehr bereit sind, 50 bis 60 Stunden pro Woche zu arbeiten, droht in den nächsten zehn Jahren eine flächendeckende Versorgungskrise. Bereits 2020 fehlen in Europa circa 230.000 Ärzte, davon alleine in Deutschland 56.000.[48] Um der Problematik entgegenzuwirken, wird die Telemedizin immer mehr zu einem wichtigen Baustein.

Statt Quote sollte ein Umdenken in der ländlichen Versorgung stattfinden. Den Medizinern, die auf dem Land arbeiten wollen, muss die Möglichkeit geboten werden, mit Kliniken oder medizinischen Versorgungszentren zu kooperieren, um den akademischen und beruflichen Austausch zu fördern.[49] Und eine Interaktion zu gewährleisten, denn niemand aus der heutigen Generation möchte sich als Einzelkämpfer auf dem Land behaupten.[50] Wird das Medium Telemedizin weiter ausgebaut, könnten auch hier weitere Vorteile nicht nur für die Ärzteschaft entstehen. Die Wartezeit auf einen Facharzttermin könnte drastisch verkürzt werden, indem Sprechstunden über dieses Medium stattfinden. Zudem wäre ein schnellerer Daten- und Diagnosen Austausch verschiedener Fachrichtungen möglich. Dazu muss den jungen Ärzten*innen, die bereit sind alt eingesessene Arztpraxen zu übernehmen, der Umgang mit den neuen Technologien und modernen Einrichtungen ermöglicht werden. Mit Beginn des Lockdowns im März 2020, kommt nun der große Durchbruch für die sich seit 2018 eher langsam entwickelnde, Videosprechstunde. Akzeptanz hat die neue Form des Arztbesuches noch nicht überall gefunden, gerade auf dem Land ist die flächendeckende WLAN-Verbindung noch schwierig und viele ältere Menschen gehen nicht nur wegen körperlicher Beschwerden gerne zum Arzt, das persönliche Gespräch/ Betreuung ist meist viel wichtiger, als verschriebene Rezepte.

---

[48] Vgl. *https://www.europeandatajournalism.eu/ger/Nachrichten/Daten-Nachrichten/Europas-Aerztemangel*, *Zugriff am 27.07.2020*

[49] Vgl. *http://www.mft-online.de/files/nippert_aerztemangel_2011-02-24.pdf*, *Zugriff am 27.07.2020*

[50] Vgl. *http://www.mft-online.de/files/nippert_aerztemangel_2011-02-24.pdf*, *Zugriff am 27.07.2020*

Neben dem persönlichen Aspekt hat die Telemedizin in ländlichen Regionen aber auch positive Effekte. Meist ist der Weg zur nächsten Arztpraxis aufgrund des Landarztmangels lang geworden. Hier bietet die Videosprechstunde die Möglichkeit einen Arzt zu kontaktieren, ohne eine lange Fahrstrecke zurückzulegen.

Die Technologie der Telemedizin bietet gerade auf dem Land eine Chance der flächendeckenden Versorgung und sollte als weiteres Mosaik des Gesundheitssystems betrachtet werden. Indem sie eine Behandlung in der Landarztpraxis nur ergänzt und höchstens dort verdrängt, wo eine Versorgung zu 100% zu ersetzen ist. Doch es darf nie vergessen werden, dass sich die Telemedizin immer in einem „geschützten System" bewegen muss.[51]

---

[51] Vgl. *http://www.rehatreff.de/wp-content/uploads/2016/06/Telemedizin_Rehatreff_2_16.pdf*, *Zugriff am 27.07.2020*

Literaturverzeichnis:

Internetverzeichnis:

Adolph, Marie (2018): Das vergessene Land: Wie Telemedizin Ärzten und Patienten neue Möglichkeiten eröffnet, (2018-04-27) <https://www.politik-digital.de/news/wie-telemedizin-neue-moeglichkeiten-eroeffnet-154561/> [Zugriff 2020-07-27]

Becker, Michael Thomas (2020): Corona bringt Schwung in die Telemedizin-langfristig?, (2020-06-05) <https://t3n.de/news/corona-schwung-telemedizin-1287575/> [Zugriff 2020-07-26]

Van den Berg, Neeltje; Schmidt, S.; Stentzel, U. (2015): Telemedizinische Versorgungskonzepte in der regionalen Versorgung ländlicher Gebiete, (2015-02-20) <https://link.springer.com/article/10.1007/s00103-015-2134-5> [Zugriff 2020-07-26]

Berner, Barbara (2010): Hausärztliche und fachärztliche Versorgung, (2010-10-01) <https://www.aerzteblatt.de/archiv/78586/Hausaerztliche-und-fachaerztliche Versorgung> [Zugriff 2020-07-24]

Berthier, Déborah (2018): Europas Ärztemangel, (2018-11-30) <https://www.europeandatajournalism.eu/ger/Nachrichten/Daten-Nachrichten/ Europas-Aerztemangel> [Zugriff 2020-07-27]

Bundesärztekammer (2015): Nachwuchsförderung/gewinnung, (2015-06-08) <https://www.bundesaerztekammer.de/aerzte/versorgung/nachwuchs foerderung/> [Zugriff 2020-07-24]

Bundesärztekammer (2018): 121. Deutscher Ärztetag ebnet den Weg für ausschließliche Fernbehandlung, (2018-05-10) <https://www.telemedbw.de/fachartikel/121-deutscher-aerztetag-ebnet-den-weg-fuer-ausschliessliche-fernbehandlung> [Zugriff 2020-07-24]

Deutscher Bundestag (2017): Hausärztliche Versorgung Verteilung sowie Maßnahmen zur Stärkung der hausärztlichen Versorgung, (2017-04-24) <https://www.bundestag.de/resource/blob/510390/1f0314f2720d614577c231e 182329%20a91/WD-9-015-17-pdf-data.pdf> [Zugriff 2020-07-24]

Gaschke, Susanne (2016): Land sucht Arzt - dramatische Unterversorgung droht, (2016-07-05) <https://www.welt.de/politik/deutschland/article156800436/ Land-sucht-Arzt-dramatische-Unterversorgung-droht.html> [Zugriff 2020-07-24]

Gemeinsamer Bundesausschuss (2018): Richtlinie Bedarfsplanung des Gemeinsamen Bundesausschusses über die Bedarfsplanung sowie die Maßstäbe zur Feststellung von Überversorgung und Unterversorgung in der vertragsärztlichen Versorgung, (2018-12-15) < https://www.g-ba.de/downloads/62-492-1743/BPL-RL_2018-10-18_iK_2019-01-17.pdf> [Zugriff 2020-07-24]

Grunsky, Nina (2018): Ärztemangel trifft 2030 das Hochsauerland und Wittgenstein, (2018-11-02) <https://www.wp.de/region/sauer-und-siegerland/zukunftsrau schen/kommt-ein-patient-in-den-kiosk-id215586451.html> [Zugriff 2020-07-24]

Hausärzteverband (2018): Vertrag zur Hausarztzentrierten Versorgung-Telemedizinisches Versorgungsmodul, (2018-11-28) <https://www.hausaerzteverband.de/fileadmin/user_upload/2018_11_28_GWQ_bundesweit_Anhang_3_Anlage_15_Verguetung.pdf> [Zugriff 2020-07-27]

Institut für Demoskopie Allensbach (2010): Der Einsatz von Telematik und Telemedizin im Gesundheitswesen, (2010-04-13) <https://www.bundesaerztekammer.de/fileadmin/user_upload/downloads/pdf-Ordner/Telemedizin_Telematik/Telemedizin/eHealth_Bericht_kurz_final_1_.pdf> [Zugriff 2020-07-27]

Kassenärztliche Bundesvereinigung (2020): Videosprechstunde, (2020-07-22) <https://www.kbv.de/html/videosprechstunde.php> [Zugriff 2020-07-26]

Kassenärztliche Bundesvereinigung (2016): Ärztemangel, (2016-10-05) <https://www.kbv.de/html/themen_1076.php> [Zugriff 2020-07-24]

Kassenärztliche Bundesvereinigung (2013): Bedarfsplan der Kassenärztlichen Vereinigung Baden-Württemberg, (2013-06-25)<https://www.kvbawue.de/kvbw/suche/?id=15&L=0&q=eine+unzumutbare+erschwernis+der+inanspruchnahme+vertragsärztlicher+leistungen+fü+r+versicherte+eintritt> [Zugriff 2020-07-24]

Korzilius, Heike (2015): Ärztemangel: Den Nachwuchs aufs Land locken, (2015-09-18) <https://www.aerzteblatt.de/archiv/172060/Aerztemangel-Den-Nachwuchs-aufs-Land-locken> [Zugriff 2020-07-24]

Kupka, Katja (2019): Telemedizin: Was sind die Vor- und Nachteile?, (2019-03-27) <https://www.59plus.de/telemedizin-was-sind-die-vor-und-nachteile/> [Zugriff 2020-07-26]

Kütting B., Jünger J., Senninger N. (2018): Masterplan Medizinstudium 2020- Was bedeutet er für Lehre und Prüfungen? (2018-06-01) <https://www.bdc.de/masterplan-medizinstudium-2020-was-bedeutet-er-fuer-lehre-und-pruefungen/> [Zugriff 2020-07-24]

Lenneper, Lars (2018): Rezepte gegen Ärztemangel auf dem Land: So sieht es im HSK derzeit aus, (2018-07-22) <https://www.sauerlandkurier.de/hochsauerlandkreis/ meschede/rezepte-gegen-aerztemangel-land-sieht-derzeit-10051030.html> [Zugriff 2020-07-24]

Mirza, Miriam (2017): Was ist Telemedizin?, (2017-02-01) <https://www.mds-ev.de/fileadmin/dokumente/MDK_Forum/MDK-Forum_Schnipsel/2-2017/MDK-Forum-2-2017_-_Was_ist_Telemedizin.pdf> [Zugriff 2020-07-24]

Prof. Dr. Nippert, R.P. (2011): Der Ärztemangel als Triebfeder von Auswahlkriterien?, (2011-09-08) <http://www.mft-online.de/files/nippert_aerztemangel_2011-02-24.pdf> [Zugriff 2020-07-24]

Pharma- Relations(2020): Doktor digital- 91 Prozent wollen nach Corona mit Telemedizin weitermachen, (2020-07-22) <https://www.pharma-relations.de/news/doktor-digital-2013-91-prozent-wollen-nach-corona -mit-telemedizin-weitermachen> [Zugriff 2020-07-24]

Schulte-Belke, Heike (2019): Landärztliche Versorgung im Sauerland, (2019-02-03) <https://woll-magazin.de/2019/02/03/landaerztliche-versorgung-im-sauerland/> [Zugriff 2020-07-24]

Schulz, Martin (2015): Telemedizin: Im Alltag angekommen?, (2015-12-01) <https://www.aerzteblatt.de/archiv/168851/Telemedizin-Im-Alltag-angekommen> [Zugriff 2020-07-24]

Siebers, Reimund (2016): Telemedizin- eine Antwort auf demografischen Wandel und Ärztemangel?, (2016-02-01) <http://www.rehatreff.de/wp-content/uploads/ 2016/06/Telemedizin_Rehatreff_2_16.pdf> [Zugriff 2020-07-27]

Sozialgesetzbuch V (2019): Gesetzliche Krankenversicherung, (2019-12-12) <https://www.sozialgesetzbuch-sgb.de/sgbv/73.html> [Zugriff 2020-07-24]

Stüber, Jürgen (2020): Die Corona-Krise verhilft der Telemedizin zum Durchbruch (2020-05-08) <https://www.gruenderszene.de/health/coronakrise-telemedizin-durchbruch> [Zugriff 2020-07-23]

Thelen, Peter (2018): In Deutschland droht ein Ärztemangel- trotz Mediziner-Schwemme, (2018-03-29) <https://www.handelsblatt.com/politik/deutschland/gesundheitssystem-in-deutschland-droht-ein-aerztemangel-trotz-mediziner-schwemme/21127004.html?ticket=ST-12489618-gqaQVoQObyUAxLlqAQQA-ap3> [Zugriff 2020-07-24]

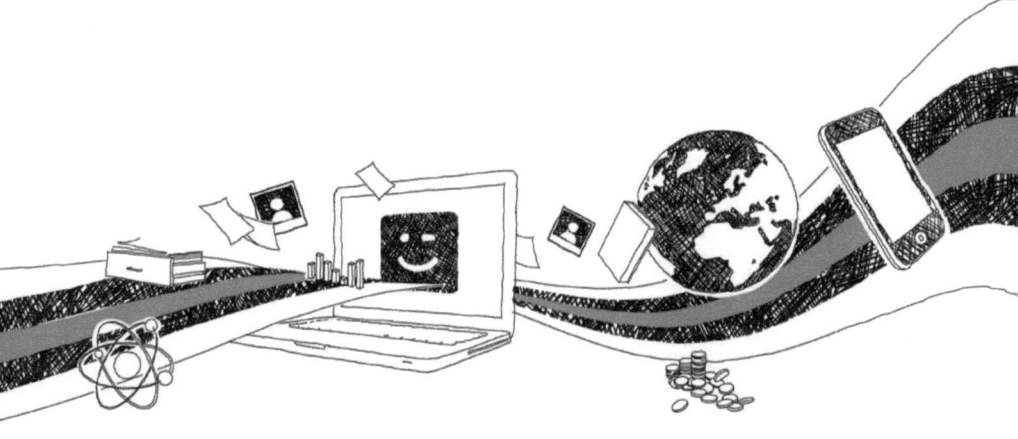
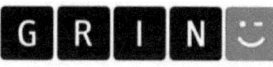